社区康复辅助器具的选择与使用

中国残疾人康复协会◎编
许晓鸣 许弦歌◎编著

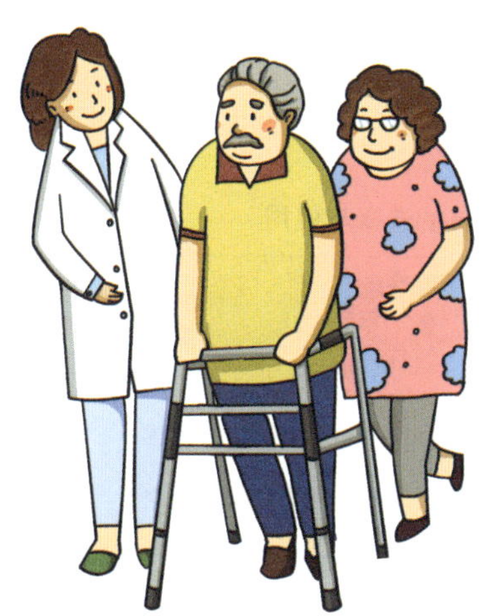

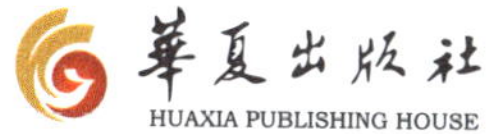

图书在版编目（CIP）数据

社区康复辅助器具的选择与使用 / 许晓鸣，许弦歌编著．-- 北京：华夏出版社，2017.1

（社区康复知识读本系列丛书）

ISBN 978-7-5080-8974-4

Ⅰ．①社… Ⅱ．①许… ②许… Ⅲ．①社区－康复训练－医疗器械－基本知识 Ⅳ．①R496

中国版本图书馆 CIP 数据核字 (2016) 第 233599 号

社区康复辅助器具的选择与使用

编　　著　许晓鸣　许弦歌
责任编辑　黄　欣　张　平
装帧设计　殷丽云　汪佳卉

出版发行　华夏出版社
经　　销　新华书店
印　　刷　北京金吉士印刷有限责任公司
装　　订　北京金吉士印刷有限责任公司
版　　次　2017 年 1 月北京第 1 版
　　　　　　2017 年 1 月北京第 1 次印刷
开　　本　880×1230　1/32 开
印　　张　1.75
字　　数　28 千字
定　　价　11.00 元

华夏出版社　地址：北京市东直门外香河园北里 4 号（100028）
　　　　　　网址：www.hxph.com.cn　电话：(010) 64618981

若发现本版图书有印装质量问题，请与我社营销中心联系调换。

编委会名单

主　编：许晓鸣

副主编：赵悌尊

编　委（按拼音排序）：

鲍秀兰　戴　东　杜乐梅（意大利）

贾美香　刘建宇　孟　申　孙丽佳

孙喜斌　许家成　许晓鸣　许弦歌

张苗苗　赵悌尊　郑红云　周维金

朱志荣

编　务：冯彦侠　翟　冀　吕鸿刚

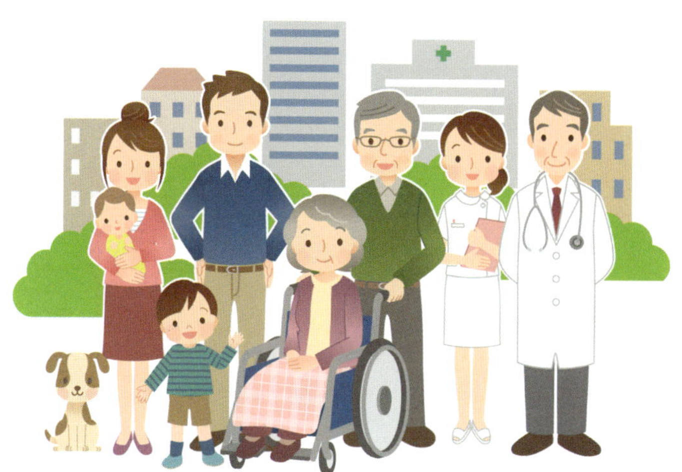

引　言

随着社会的进步和科学的发展，在帮助残疾人、老年人和所有因伤病而导致身体功能障碍的人士改善状况的手段中，有一种服务叫做辅助技术，即提供康复所需的辅助器具产品及服务。由于效果显著，辅助技术服务越来越受到重视，已经成为残疾人、老年人及功能障碍者康复、接受教育、参与社会活动和日常生活中必不可少的基础性服务。本书将简要介绍辅助器具、辅助技术与社区康复联系最密切的有关知识。

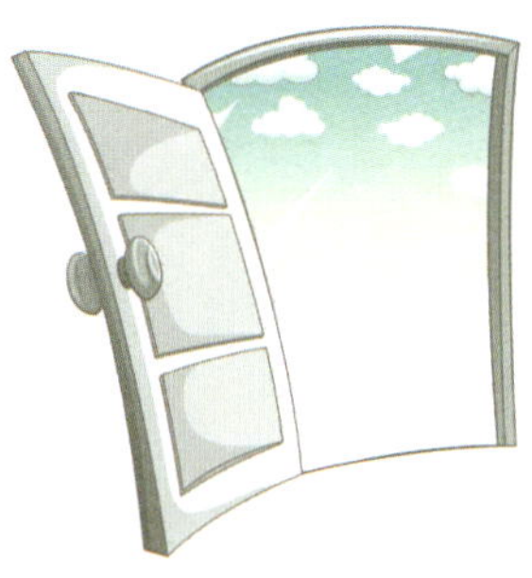

目录

一、辅助器具与辅助技术

二、在社区怎样开展辅助器具服务

三、关于辅助器具适配

四、辅助器具的选择

一、辅助器具与辅助技术

1. 什么是辅助技术？

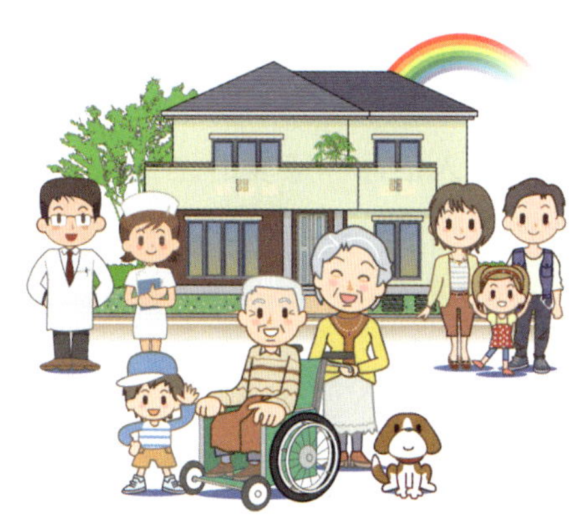

辅助技术在国际上已经成为专用名词，意指为功能障碍者提供辅助器具产品及其相关服务。其中产品既包括了可以从市场上购买到的轮椅、拐杖等成品，也包括根据使用者状况的不同而定制或专门设计的用品（比如假肢的接受腔，坐姿保持椅等），还包括一些成系列的装置（比如轮椅升降平台）。辅助技术服务包括对使用者的功能评价和产品配置过程中的各项服务，以及为使用者及其服务人员、专业技术人员进行的培训和技术协助等。

过去很长一段时间里，我们将辅助器具视为单纯的产品，进行销售或发放。但依照国际上最新的概念，辅助技术不仅包括产品，也包括使功能障碍者获得适合产品的一系列服务。理解了这一点，我们的服务就能与国际接轨了。

2. 辅助器具有什么作用？

辅助器具是一大类产品的统称，其中有些产品可以在人伤病的早期，起到固定、限位和保护的作用；有些产品在伤病人治疗和康复的过程中，可以减轻损伤、保持体位和协助训练；还有更多的产品在使用者障碍已经形成、医疗手段已经穷尽时，能够最大限度帮助其补偿功能、发挥潜能和改善状况。

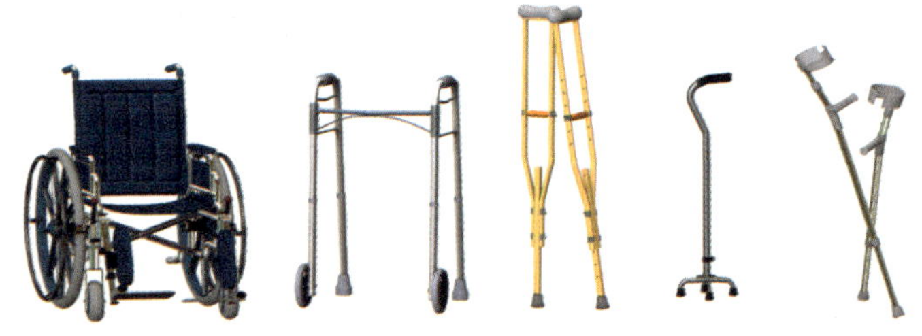

2010 年出版、由世界卫生组织、国际劳工组织和联合国教科文组织共同编写的《社区康复指南》中这样表述："辅助器具是为帮助个体执行特殊任务而设计、制作或适配的外置器具。许多残疾人依靠辅助器具能进行日常活动，并积极和有效地参与社区生活。"

社区康复的任务，是要和残疾人及他们的家庭一起工作，来确定他们对辅助器具的需求，使他们能得到合适的辅助器具，并确保在他们需要时能提供维护、修理和更换。

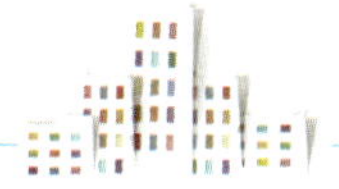

3. 辅助器具产品有多少种？怎么分类？

辅助器具是根据不同障碍程度、不同使用条件的需求而专门设计的，所以种类很多。在日本和美国介绍辅助器具的网站上，可以查询到的产品种类都超过了两万种。

（1）按照产品的使用功能分类

辅助器具是为了使功能障碍者改善状况的一大类产品的统称。国际上通常按照辅助器具的使用功能来分类，我国 2016 年 4 月批准发布的国家标准《康复辅助器具分类和术语》（标准号 GB/T 16432-2016），也等同采用国际标准（ISO 9999:2011），按照使用功能将辅助器具分为十二个主类；在主类之下，按照不同对象和部位的差异，又细分为 129 个次类；在次类之下，按照每类产品的不同特点，又分出约 840 个支类。

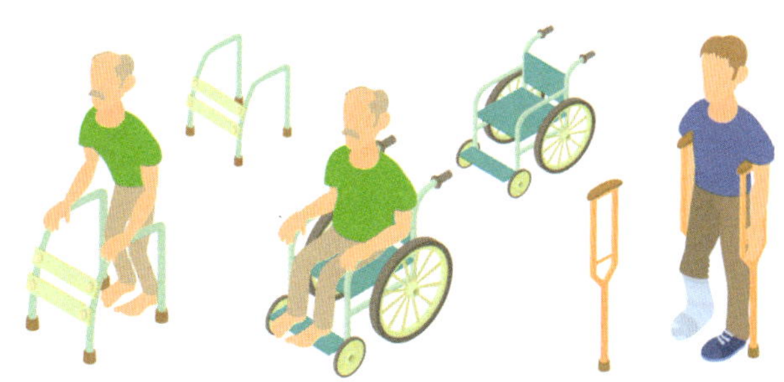

国家标准的分类及各类包括的常用辅助器具列表

序号	国标分类	常用辅助器具
1	个人医疗辅助器具	包括在医疗过程中使用的器具，如：身体状况监测和评估设备及材料；各类体能训练的器具如平行杠、站立架、防褥疮器具等
2	技能训练辅助器具	包括各类言语、阅读、书写、交流等技能的训练用具；认知、记忆、二便控制等基本技能训练用具等
3	矫形器和假肢	上下肢假肢、各类假体（如假眼、假牙）、上下肢矫形器、脊柱矫形器、矫形鞋、矫形鞋垫等
4	个人生活自理和防护辅助器具	实现生活基本需求的辅助器具，如：可升降马桶、便盆、尿壶、接尿袋、长弯柄洗浴刷、带放大镜指甲剪、粗柄牙刷、语音体温计、坐便椅、穿衣器等；具有保护功能的器具，如：糖尿病鞋、儿童保护头盔、关节防护辅具、浴室防滑垫等
5	个人移动辅助器具	协助个人移动的产品，如：各类手动轮椅、电动轮椅、手杖、助行架、盲杖、转移板、移位机、盲人指南针
6	家务辅助器具	辅助切菜砧板、多功能单手切菜器、闪光水壶、粗柄勺、袖带式叉和勺、可升降衣架、带把手杯子、防洒碗、易握剪、带吸盘挡边的盘子等

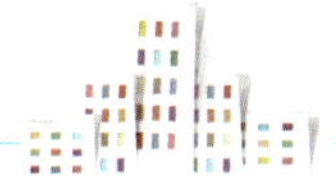

续表

序号	国标分类	常用辅助器具
7	家庭和其他场所的家具和适配件	多功能护理床加垫、自制坐垫、自制靠垫、扶手、带扶手坐便加高器、可移动斜坡、坐姿椅、儿童坐姿课桌、语音控制灯等
8	沟通和信息辅助器具	包括各类功能障碍者使用的产品，如：语音手机、电子助视器、助听器、光学助视器、放大镜、读屏软件、展文软件、盲文写字板、语音沟通板、闪光门铃、防溢报警器、触摸盲表、语音报时器、震动闹钟、听书机、头控鼠标等
9	操作物体和器具的辅助器具	各类方便肢体功能特别是手功能障碍者抓握和使用的器具，如：经过改装的开关、电脑和电子设备的输入装置、声控家电、长柄拾物器等
10	环境改善和评估辅助器具	控制光线、振动、减低噪声的器具及材料；测量仪器，如：盲文皮尺、语音电子秤、盲人验钞机等
11	就业和职业培训辅助器具	工作场所的家具运输物品的辅助器具、工作物体吊装和变换位置的辅助器具、工作场所健康保护和安全辅助器具、职业评估和职业训练的辅助器具
12	休闲娱乐辅具器具	电脑游戏，锻炼用辅助器具，音乐器材，陶艺工具、材料及设备，手工工艺工具材料和设备，盲人扑克、盲人足球等

（2）按残疾类别分

国内的辅助器具我们通常习惯按残疾类别来分类，例如视力类、听力类、肢体残疾类。在不同残疾类产品的大类之下，又按照产品的不同功能细分，如：学习类、生活类等。这样分类的好处是非专业人士也比较容易理解和按照需要选择。

4. 辅助器具的需求有多大？

根据测算，多数残疾人、一半以上的老年人和大部分功能障碍者都需要通过辅助器具改善状况、补偿功能。在北京和深圳开展的调查显示，残疾人对辅助器具的需求达到了 80%。但是，我国第二次残疾人抽样数据显示，残疾人个人提出的辅助器具需求占残疾人总数的 38%，而实际获得的辅助器具配置比例约为 7%，需求与服务之间还存在较大的差距，除了经济原因，服务人员和需求者对辅助器具缺乏了解也是重要因素。

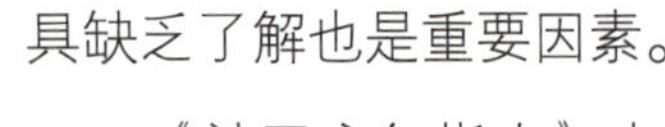

《社区康复指南》中也指出：“在许多低收入和中低收入的国家，辅助器具和辅助技术的需求者中仅有 5% 至 15% 的人能够获得。”

二、在社区怎样开展辅助器具服务

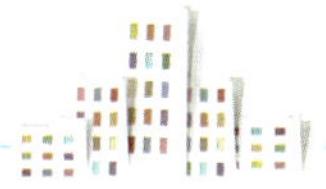

5. 为什么要学习辅助器具的相关知识?

按照《社区康复指南》的建议："社区康复工作者要具备辅助器具方面的知识，包括有用的类型、功能以及适合于不同的残疾，基本的构造，在社区里的有效性以及转介到能够提供特殊器具的机构等。残疾人及他们的家庭对辅助器具也要有一定知识，以确保他们对得到和使用辅助器具能做出明智的决定。残疾人及他们的家庭要得到培训、教育及后续工作，以确保他们对辅助器具的使用和适当维护。"

6. 开展辅助器具服务的基础工作有哪些?

（1）掌握就近的服务机构及其服务内容，例如，销售轮椅的商店在哪里，都有哪几种产品，最近的助听器验配机构在哪儿，省市县的辅助器具服务机构怎么联系，哪里可以维修轮椅，等等。

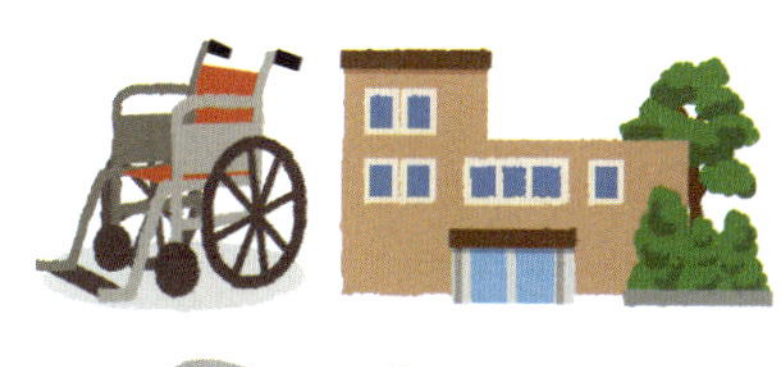

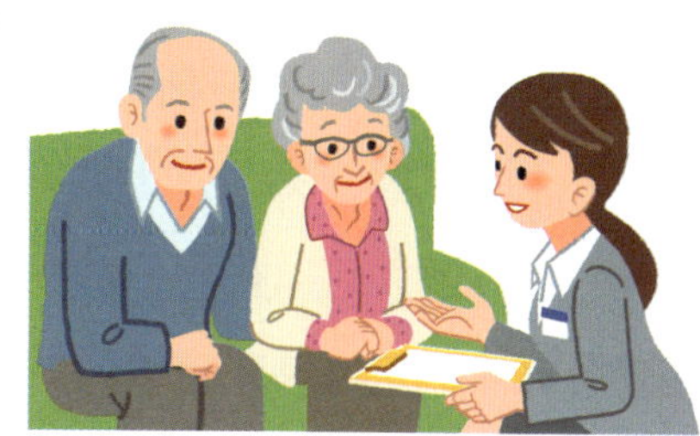

（2）了解与辅助器具相关的政策和任务，

如政府对贫困残疾人配置辅助器具有什么补贴，分解到当地的有多少任务等。

（3）对社区内有辅助器具需求的功能障碍者做到心中有数，包括这些人分别是多大年纪，什么时候残疾的，现在的身体状况怎么样，住在哪儿，原来是否用过辅助器具等等。

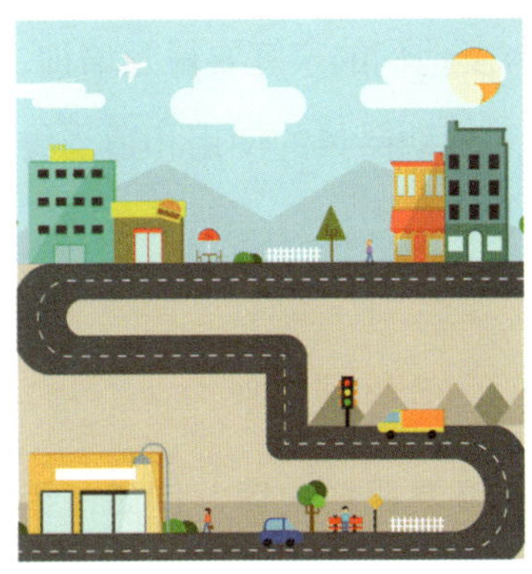

（4）了解可以借助的服务资源在哪里，如社区卫生中心或相关的服务机构中有哪方面的医生可以进行肢体/听力/视力的检查评估；通过什么方式可以查询到相关的产品信息等。

7. 如何创造条件开展辅助器具服务？

（1）宣传知识、提供信息：可以通过举办讲座、发放宣传资料、开通和连接热线电话等多种手段，宣传和普及辅助器具的相关知识，为需求者提供必要的信息（例如相关产品在哪儿可以得到、价格是多少以及其他相关知识，借助什么手段可以获取这些信息）。

（2）组织服务：与医生、社区工作者和辅助器具服务人员共同工作，根据使用者的身体条件、居住环境、使用目的，在综合评价的基础上，选择和提供适合的产品。

（3）帮助使用者学习怎样使用辅助器具。

（4）回访和反馈辅助器具的使用情况。

8. 我国与辅助器具配置相关的政策和措施有哪些？

（1）我国《残疾人保障法》中提出："政府有关部门应当组织和扶持残疾人康复器械、辅助器具的研制、生产、供应、维修服务。""国家鼓励和扶持无障碍辅助设备、无障碍交通工具的研制和开发。"

（2）全国范围内，各级政府都不断加大了对贫困残疾人配置辅助器具的补贴，每个省市每年都有专门针对贫困残疾人的辅助器具补贴措施和经费。其中，深圳、上海和北京已出台了残疾人辅助器具补贴目录，从基本生活

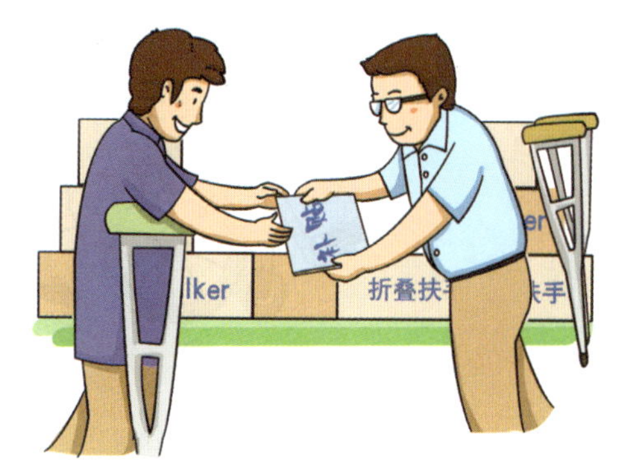

类辅助器具到全面提升残疾人能力的辅助器具都有涉及。

（3）目前，工伤保险是我国第一个将为工伤职工配置辅助器具纳入报销范畴的保险，全面涉及医疗、康复和日常生活的各类辅具产品。

（4）国家从“十五”开始，连续三个五年计划都包括贫困残疾人辅助器具配置的内容，不断加大投入，对贫困残疾人获得基本的辅助器具予以补助，带动地方政府和社会共同投入，让上百万贫困残疾人通过配置辅助器具改变了生活。

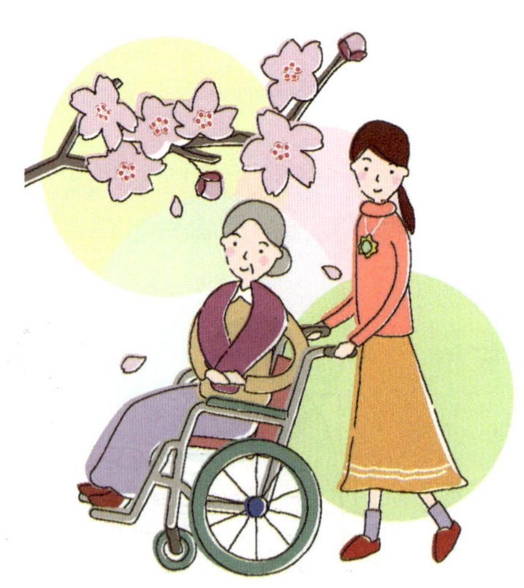

三、关于辅助器具适配

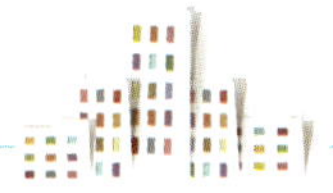

9. 什么叫辅助器具适配？

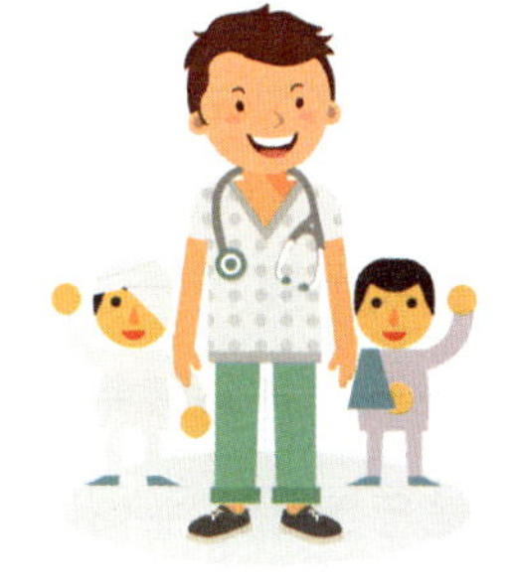

辅助器具适配，简单说，就是为需求者选择和配置适合的辅助器具。

要做到辅助器具适配，就需要做到以下几方面：

（1）与需求者进行交流，了解其配置辅助器具的目的是什么，比方说，是为了自己能够独立吃饭和穿衣，还是学习使用电脑，或是找一份适合的工作，以前是否用过辅助器具，使用效果怎么样等。

（2）对需求者的居住环境进行考察，是住平房还是没有电梯的楼房，家里很宽敞还是很狭小，家门口有没有台阶，院子里是否平整等。

（3）请医生和康复治疗师对需求者的全身状况进行评价，特别是评价与其障碍相关的指标，例如：是在发展中还是在恢复，脊髓损伤在哪个平面，听力损失程度、平衡能力、生活自理情况如何等等。

（4）请辅助器具的服务人员根据上述情况，提出辅助器具配置方案，必要时还要对相关辅助器具进行适应性改造。有的则需要到专门的机构去取型和安装配置，如假肢、矫形器、助听器等。

（5）配置辅助器具之后，要进行调试和使用训练，教会使用者正确的使用和保养方法。

（6）定期进行回访，了解使用情况，发现问题及时调整或更换。

上述各环节都做到了，就可以算是辅助器具适配了。但是与国际水平相比，我们还存在以下实际困难：

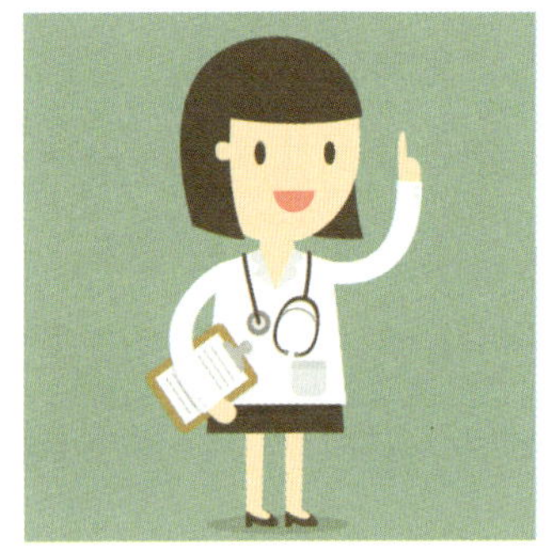

一是医生对于辅助器具缺乏了解，提出有针对性的评估意见有一定难度；二是我们还没有一支具备相对全面知识和技能的辅助器具服务队伍；三是国内还缺乏能够根据残疾人具体需求提供定改制服务的企业。所以，我国的残疾人辅助器具适配要发展到与国际接轨的水平，还有很长的路要走。

10. 为什么要开展辅助器具适配？

（1）很多辅助器具是针对某一类功能障碍者的需求专门设计生产的，有很强的针对性。选择不合适就达不到

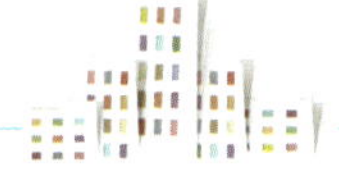

相应效果。

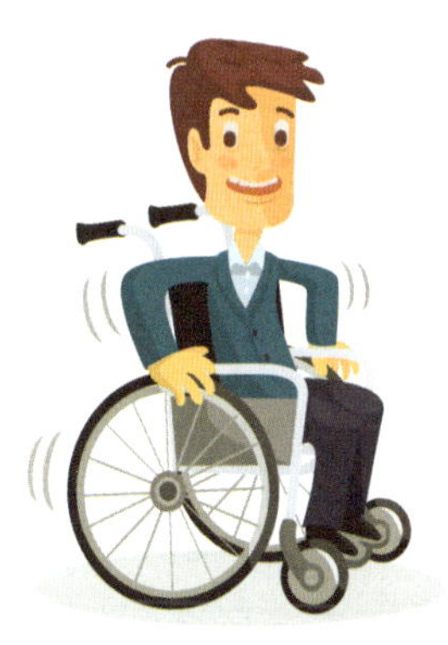

以轮椅选择为例：对于截瘫平面较低的残疾人，由于其上肢功能健全，为实现居家和短距离移动代步，就应当选择一款适合的手动轮椅。在保证其日常起居活动的同时，还可以锻炼上肢功能，增强体能。如果服务人员好心推荐了电动轮椅，不但价格高，还让使用者失去了锻炼的机会。

以配备助视器为例：很多老年人由于视力下降，需要借助工具识别物品的标签、说明等，一款携带方便的光学放大镜就能解决问题，价格只有十几元；而便携式电子助视器虽然放大倍数高，但操作相对复杂，对目标的把握有难度，价格也是放大镜的几十倍，就不如放大镜更适合老年人日常使用。

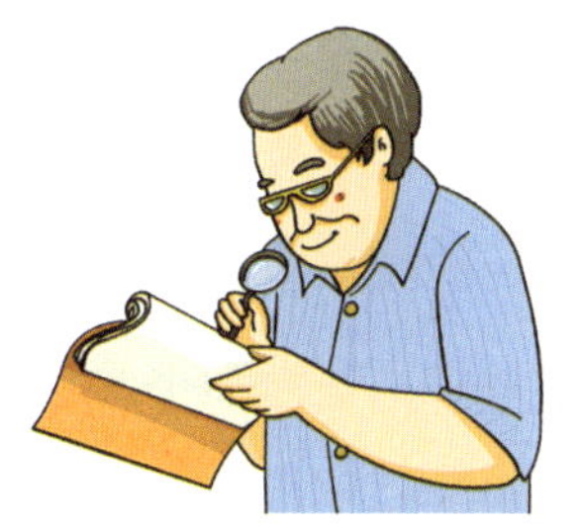

上肢截肢者装配假肢，如果残肢过短，又不能引出肌电信号，就不适合装配肌电假手，装饰性假手价格便宜、重量轻，对残肢不会造成挤压，就更适合他们使用。常常

能看见很多装配了肌电手的残疾人，仅仅在外出时才穿戴假肢，把它当作装饰性假肢使用，多花了不少钱，还很沉，真不划算。

（2）多数辅助器具使用时间长，选择适合的规格型号非常重要。

对于年龄较大的大腿截肢者，假肢关节的稳定性最重要，应选择装配机械性膝关节，价格便宜，维护简单，对于平衡能力和健侧肢体的要求都不高，就很合适；相反，价格较高的气压式膝关节或电子膝关节，由于对身体的整体控制能力要求高，就不适合这类截肢者选择。

身材矮小的人，如果配置的轮椅过于宽大，就会因为够不到轮椅的手圈而丧失自行驱动轮椅的能力；截瘫的残疾人，配置的轮椅如果扶手是固定的，他就难以完成从轮椅到床或坐厕的转移，本来可以生活自理，结果却不得不求助他人。所以很多时候，除了选对产品的类别外，还需要根据使用者的具体情况，选择相应的规格型号。差一点，效果就会大打折扣。

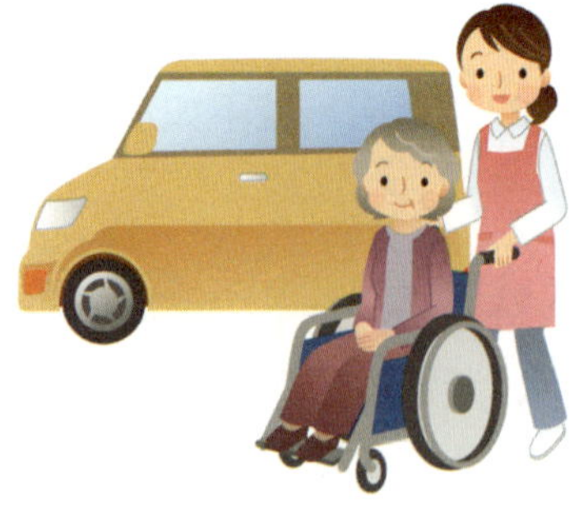

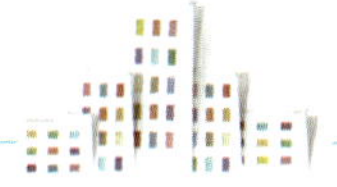

11. 为什么说适合的才是最好的产品?

各类残疾人辅助器具是为解决不同障碍程度、不同使用环境而设计的产品，包含了人类科技发展的最新成果，例如：将各种高新材料应用在假肢零部件和接受腔，让截肢者可以与健全人在奥运短跑比赛赛场同台竞技；各类电子技术让助听器越来越小巧，灵敏度更高，让具备残余听力的听力障碍者能够与健全人无障碍交流。但更多的辅助器具是将普通技术和普通材料应用在为功能障碍者特别设计的产品上，体现的是一种创造无障碍环境的理念：例如在血压计、电子表上加装语音芯片供盲人操作；用金属材料、木板或是砂石水泥制作斜坡，消除高度差，让乘坐轮椅者不再受台阶的困扰，自由出行；将水龙头和门把手从旋转拧式改换为拨动式或感应式，让指掌缺失、握力欠佳的手部功能障碍者能够使用……所以，选择辅助器具，最重要的是根据障碍者的情况进行判断，适合他们的产品才是最好的，很多时候，最适合的反而不是那些价格最贵、材料最好和功能最全的产品。

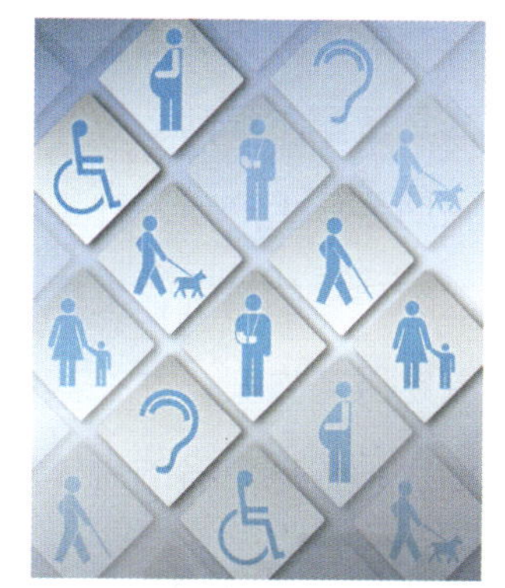

12. 辅助器具适配为什么需要团队合作?

由于配置辅助器具的复杂性，开展辅助器具配置服务通常以团队合作的方式进行，这是在欧美、日本和我国港台地区普遍采用的做法，随着我国残疾人事业的发展和对辅助器具的深入了解，这也逐步成为从业者的共识。一个完整的服务团队包括以下成员：医生、康复治疗师、辅助器具适配工程师、技师（假肢制作师或助听器验配师）、辅助器具生产商、社工或基层康复工作者等。他们根据功能障碍者的情况，发挥各自的专业特长，互相配合，共同制定服务方案，并在其中分别提供以下服务：医生和康复治疗师根据患者的身体功能情况和康复训练情况，提出需要配置辅助器具来改善哪些状况；辅助器具工程技术人员根据其掌握的产品情况和技能，负责选择和配置辅助器具；生产商提供产品并进行必要的改制、定制；社工和基层康复工作者与使用者及其家属进行沟通，对其居住环境进行考察，对使用情况进行回访。

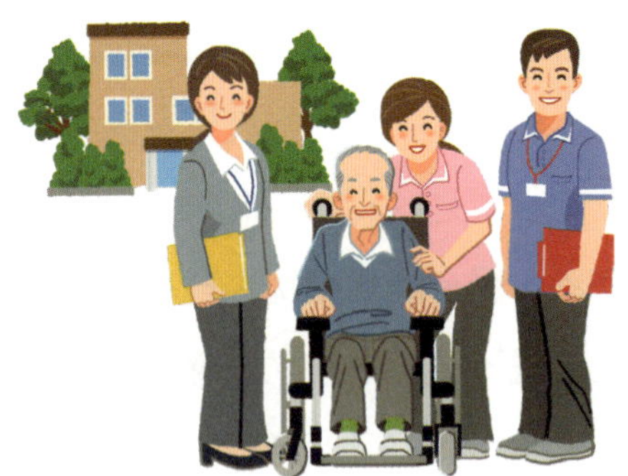

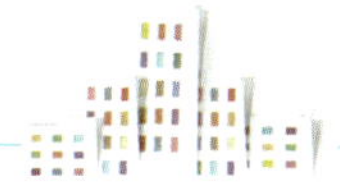

13. 为什么说医生在辅助器具适配的过程中十分重要?

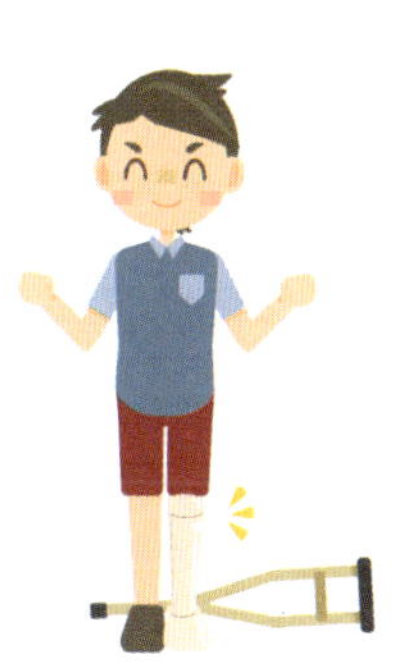

医生在辅助器具服务的过程中起到非常关键的作用，医生的参与，决定了辅助器具能否选择得合理。以偏瘫者选择助行器具为例，首先要对其平衡能力、双手握力、下肢支撑能力等进行评价，依据平衡能力和下肢支撑力的差异程度，可以依次选择四脚手杖—框架式助行器—轮椅；依据其手部握力，可选择手杖—可单臂使用的框架式助行器—带轮助行器等。还要判断其障碍发展程度是会逐步减轻还是不断加重：对于年龄较低、障碍程度较轻的使用者，应以锻炼和提高其能力为目的；对于年龄较大、平衡能力较差的，则要在满足功能的前提下重点保障其安全。

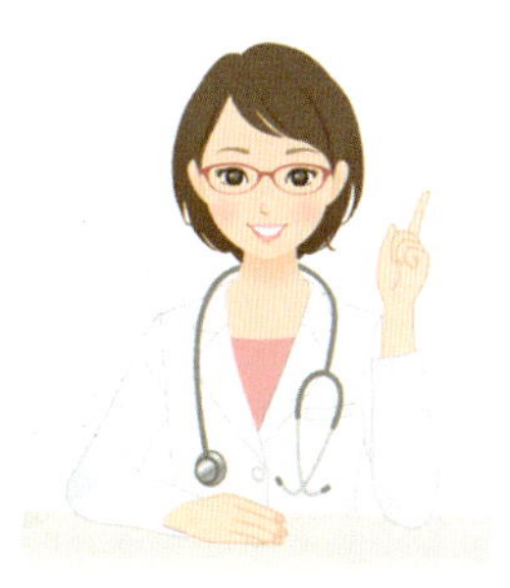

医生可以根据医学知识准确判断出使用者的障碍情况，提出通过配置辅助器具解决哪方面困难的建议。配备辅助器具之后，医生还应检验和评估配置的产品是否达到了相应的效果。

14. 如何选择相对应的服务机构?

不同的需求和辅具产品，要选择与之相对应的服务机构。这是因为，有些辅助器具产品需要根据使用者的不同情况因人而异地制作或选配；由于对服务技能的要求较高，提供服务的从业人员还需要经过专业培训并取得相应资格，服务机构要配备相应的设备并获得国家有关部门的审核批准。例如：装配假肢和矫形器，必须到专业的假肢矫形器装配机构去取型、制作、调试和进行适应性训练；配戴助听器要到专科医院或助听器验配中心去测试听力、定制耳膜和调试；老人和骨折病人移动代步，普通的轮椅、拐杖等可以在就近的医疗器械商店选购，而截瘫病人的轮椅、生活自助器具、无障碍设施等需要特别配制的辅助器具，可以查询中国残联的辅助器具服务网，联络具体的生产供应商，或是求助于各省市级残联的辅助器具服务机构。

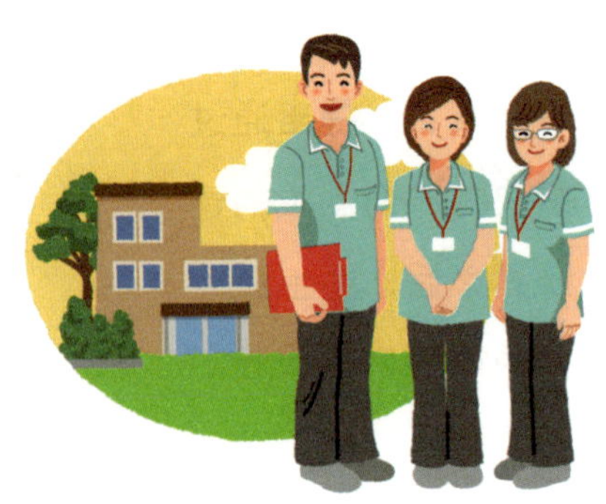

四、辅助器具的选择

15. 选择辅助器具应当注意什么？

由于绝大部分辅助器具都是商品，所以选择辅助器具也要遵循商品采购的规律：

（1）选择正规的供应商和生产商，以确保产品质量，并能够及时维修调换。

（2）产品包装完好，有中文说明书。

（3）很多产品都有学习使用和适应的过程，有些时候还要随着使用者身体条件的变化及时调整。

使用中如果出现问题，要及时与服务机构联系，寻求解决办法。

16. 行走困难的人应当怎样选择辅助器具？

行走困难者可以根据个人的平衡能力、下肢支持能力、手部握力的不同，依次选择以下产品。

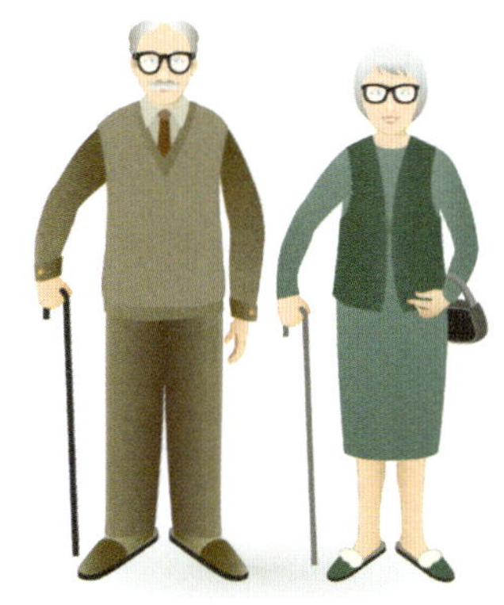

（1）杖

①单脚手杖：如果年纪大了，需要增加稳定性，可以选择手杖。根据制作材质的不同，分为木质、铝合金

和碳纤等；根据形式不同，分为直式、折叠式、伸缩式等。可根据资金和使用频率选择，要注意使用时的高度应与身高匹配。

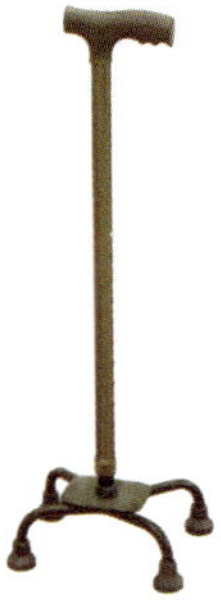

②多脚手杖：由于有 3 ～ 4 只脚，更适合平衡能力稍差、需要较大支撑面的偏瘫等患者，使用时要注意调节好高度，以确保使用者可以借力支撑，上下台阶时还要注意不要让部分支脚悬空。

③肘杖：由肘托、手握杆、支撑杆和拐杖头组成。手握部分主要负责支撑，肘托卡住前臂用以稳定上肢，辅助支撑。相比手杖，能更有效地支撑身体，减轻下肢负荷。稳定性略低于腋杖。

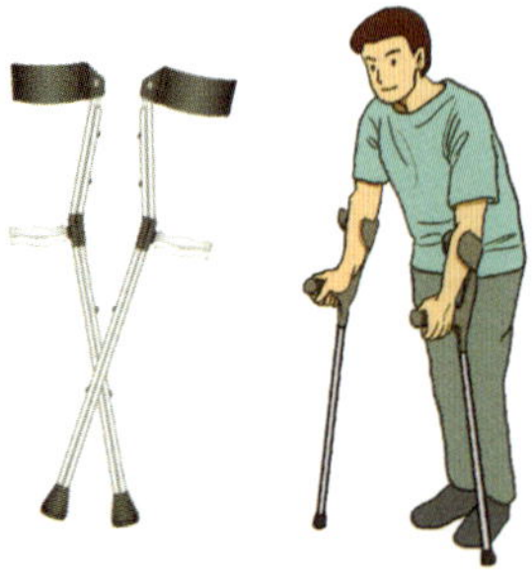

由于观念问题，肘杖普及率并不高，实际上很多腋杖的使用者是更适合使用肘杖的，肘杖不仅更加方便灵活，还可以避免因错误使用腋杖而导致的臂丛神经损伤。

④腋杖：这是最为稳定的杖类助行器具。正确的使用方法是：主要依靠手握部分进行支撑，腋托卡在腋窝下 5

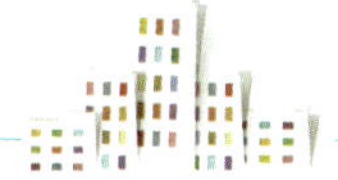

厘米的胸廓处，用以稳定腋杖，同时增加使用者的稳定性。由于错误的认识，许多人用腋窝压在腋托上进行支撑，这样容易因长期压迫造成臂丛神经损伤，最后导致手指发麻甚至手指变形。

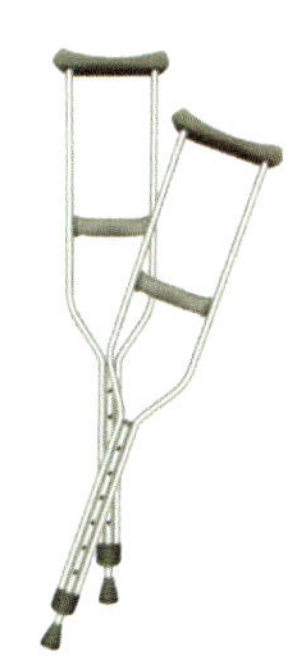

（2）助行器

助行器有很多种形式，常见的是框架式助行器，适合下肢支撑力和平衡能力都较差，但上肢具备握力和操控能力的偏瘫、截瘫患者或老年人，练习站立和短距离行走。

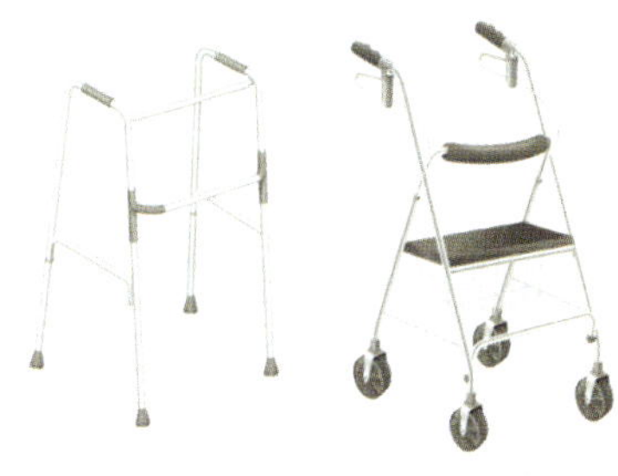

带轮的助行器则适合平衡能力和握力较好者锻炼和外出使用。四轮、带手刹和购物筐的助行器适合老年人辅助步行。助行器的高度均可调节。

（3）轮椅

轮椅是使用最为普遍的辅助器具，种类很多，可以根据使用者上肢和身体的操控能力高低、使用时间长短进行选择。

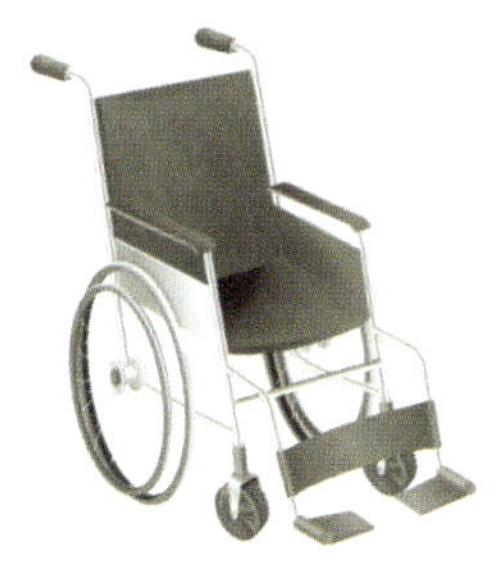

17. 怎样选择适合的轮椅?

轮椅根据操控方式的不同，分为他人助推轮椅、手推轮椅、电动（机动）轮椅等。

如果使用者自己不具备操控轮椅的能力，如老年人，可以选择他人助推轮椅。

如果是需要长时间乘坐轮椅的截瘫患者，要选择活动扶手的轮椅，这样可以自行完成从轮椅到床的转移。

四肢瘫者可以选择带控制器的电动轮椅，可以仅用一只手就很好地控制轮椅。

年轻又能够很好控制身体者，可以选择低靠背的运动款生活轮椅。

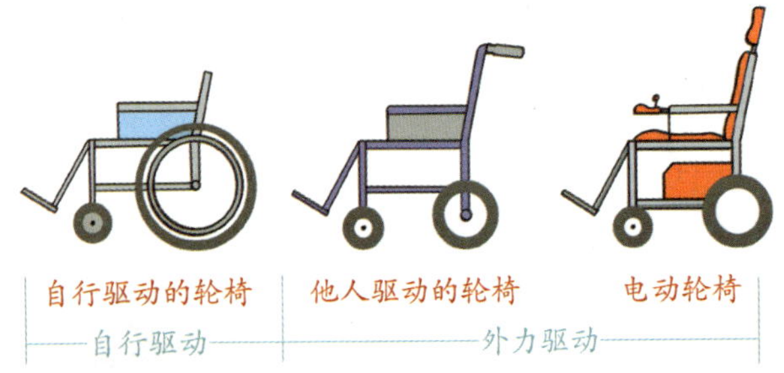

18. 轮椅的尺寸也很重要吗?

轮椅的尺寸很重要，挑选轮椅前要对使用者的身体进行测量，使其适合使用。

（1）轮椅的基本结构

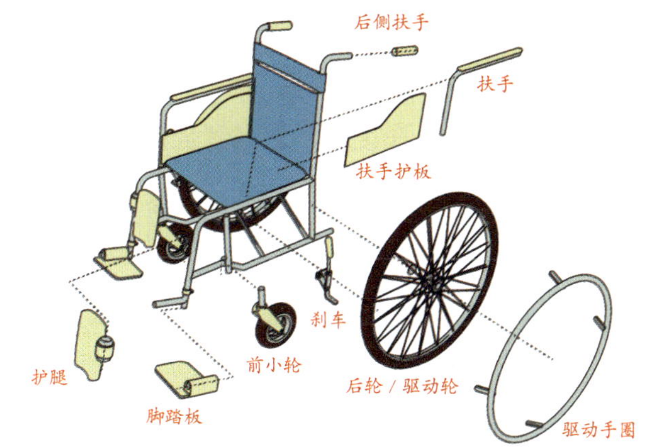

（2）轮椅尺寸的选择

轮椅的尺寸关系到使用效果，需要特别注意。乘坐轮椅时，身体的主要受压部分包括：

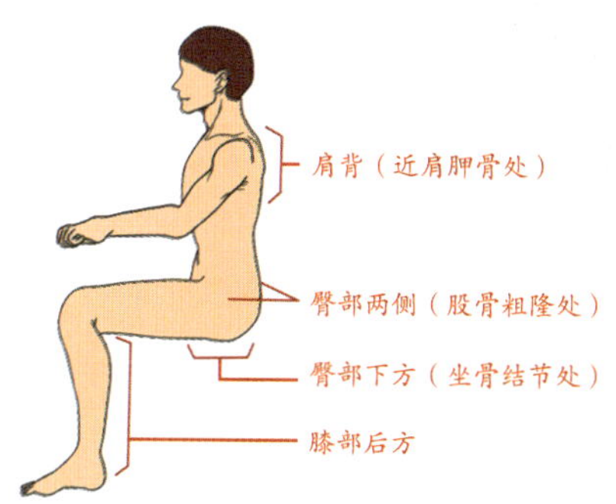

在无特殊要求的一般情况下，只测量使用者的臀宽尺寸即可，因为一般轮椅的尺寸都是配套的。

①轮椅的座宽。座位两边与乘坐者的臀部两侧之间，各留 2.5cm 为宜。太宽的轮椅，使用者难以保持稳定坐姿，也无法自行驱动轮椅；太窄的轮椅容易磨破皮肤产生压疮。

②座位的深度（长度）。乘坐者坐好后，膝部后方与座位前沿要留有空隙，以 6cm 为宜。太长会压迫膝部腘窝处，太短会增加臀部的压力。

③轮椅的靠背。低靠背轮椅适合经常运动者，高靠背轮椅适合躯体控制能力较差者。

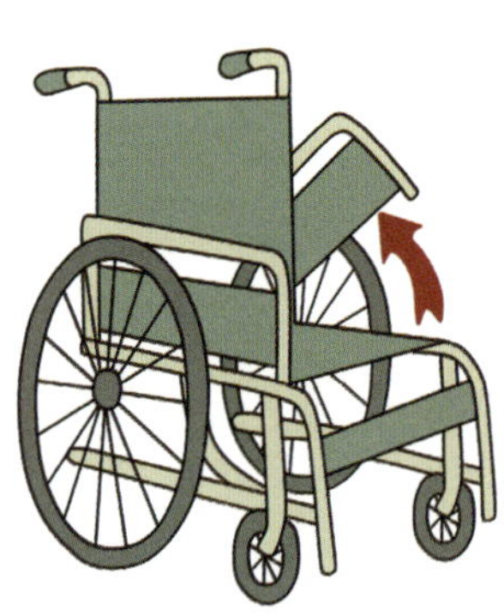

④轮椅的扶手。可拆卸或抬起的扶手，适合需要长期乘坐轮椅者。特别是那些双手有力但难以自行从轮椅上站起的截瘫者，可抬起的扶手能够方便他们自行完成从轮椅到床或坐便器的转移。

19. 哪些辅助器具可以帮助实现生活自理？

有很多辅助器具可以帮助功能障碍者最大限度地实现生活自理。有些可以在市场上购买，有些需要求助于专门的辅助器具服务机构，还有些可以就地取材，自行制作。

（1）饮食类辅助产品

①防撒盘、碗。手的控制能力下降者，可选用一端边缘较高或装有挡圈的盘子，以防止食物被推出碟外。单手进餐或控制能力较差者，可选用防撒碗或防滑垫，以防止盘碗被推倒。

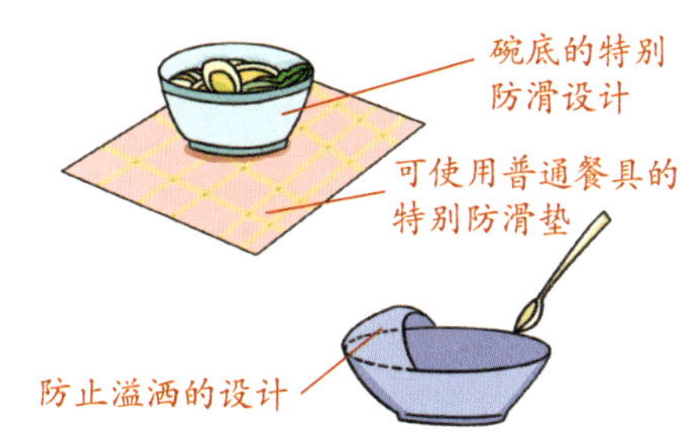

②易握持的碗、水杯、粗柄勺、掌套式勺等。这是为手握力受限者专门设计的特殊辅具。将叉、勺的手柄加粗，使之易于抓握；给叉、勺加装手掌套，适用于手屈曲痉挛、手指变形等握力丧失者。

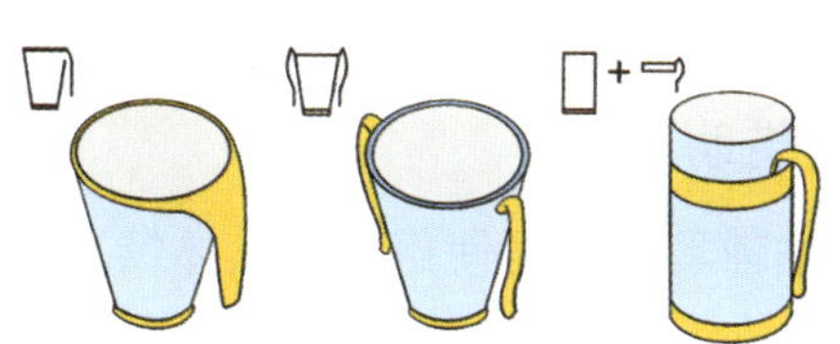

③吸嘴式杯子、斜口水杯。对于持杯能力丧失或吞

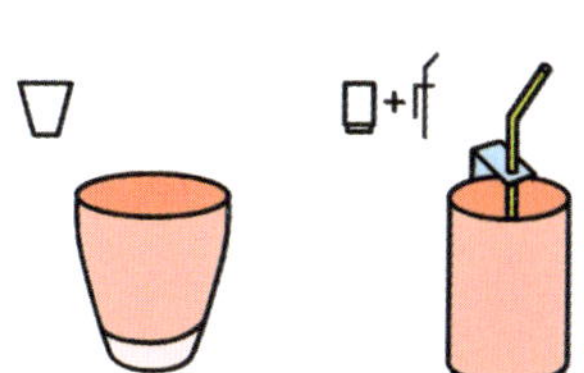

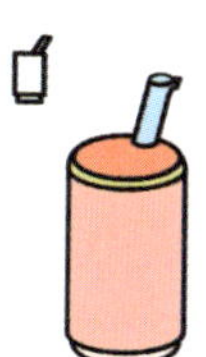

咽困难者，可选用带吸嘴的杯子。对于头部活动受限者，可选用斜口水杯，以减少臂、肘或头部的活动。

（2）如厕辅助产品

包括坐便器、坐便椅、便盆、集尿器、适于在床上使用的小便器等。

（3）清洁、沐浴辅助产品

如粗柄牙刷、无抓握能力者使用的手掌套式牙刷，淋浴椅、盆浴板，用于卧床者洗浴用的简易或充气式浴槽等。

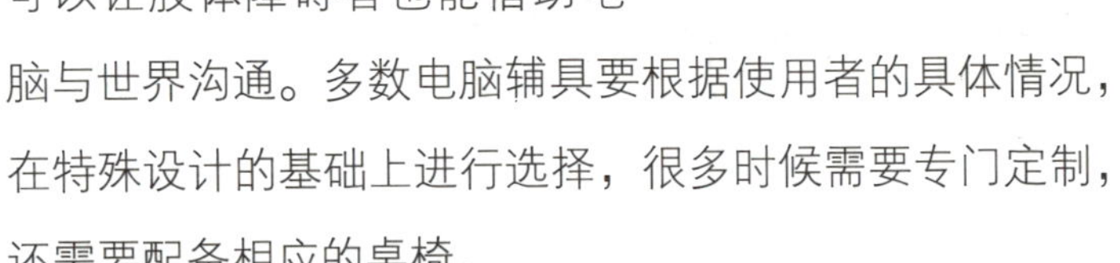

（4）电脑辅具

各种操作电脑的辅助器具，可以让肢体障碍者也能借助电脑与世界沟通。多数电脑辅具要根据使用者的具体情况，在特殊设计的基础上进行选择，很多时候需要专门定制，还需要配备相应的桌椅。

①鼠标辅具：用于手指活动受限或身体功能受限者操作电脑。

②特殊键盘：带孔洞的键盘罩，方便手部控制困难者操作电脑。

③辅助输入方法：语音输入、头控电脑。

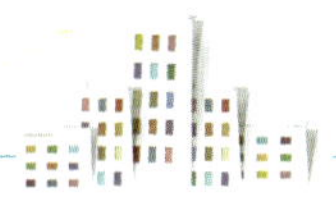

（5）操作和控制器具的辅助器具

①启盖器：握力不足的人可利用启盖器，以较小的力量开启瓶子、罐头等容器的盖子。

②多用扳手：内衬使用加大摩擦的材料，省力且易于转动的扳手，便于手部肌力不足或关节炎等人士使用。

③钥匙扳手：用钥匙扳手夹住钥匙，以增大臂力，辅助手无力者和老年人开闭房门。

④固定器：用于单侧手功能障碍者，固定拟开启的物品，以利于健手操作，如开启瓶子等。

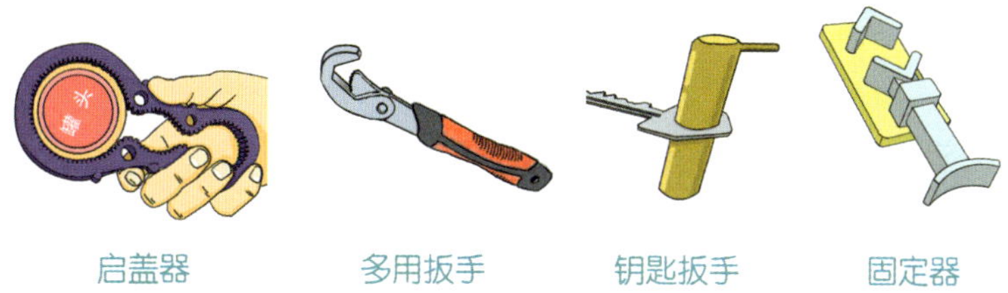

启盖器　　多用扳手　　钥匙扳手　　固定器

20. 哪些辅助器具可以帮助视力障碍的人？

各类助视器可以帮助低视力者更好和更有效地利用其视力，使视觉损伤的影响降至最低。还有很多产品可以帮助全盲的患者有效利用触觉、听觉等其他功能代偿视功能，提高生活能力。包括辅助行走的盲杖，触摸式盲表，带语音提示功能的血压计、温度计、计算器等；还有用于学习交流的盲文写字板和笔、盲文打字机、盲用计算机、盲用计算机软件等。

（1）光学助视器

这类产品价格低、操作简单，但放大倍数有限。

①远用。各类眼镜及望远镜，帮助视障者看清各种远处的目标。如看电影、看黑板、驾车、看交通信号、看体育比赛等。

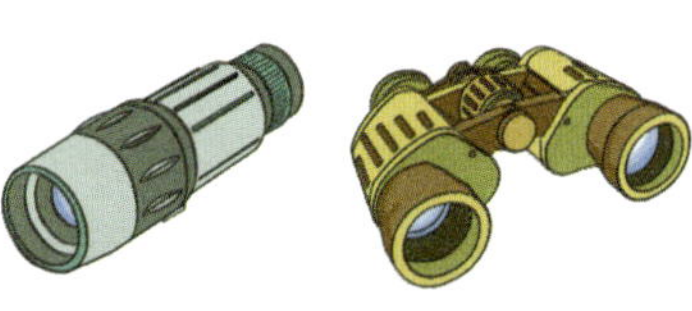

单筒手持式望远镜：如患者视力在 0.1 或以上，可使用 2 ~ 2.5 倍的望远镜。当视力低于 0.1，应使用 4 ~ 8 倍望远镜。若视力低于 0.02，则使用效果不好。

②近用。用于阅读、书写及较精细手工等。

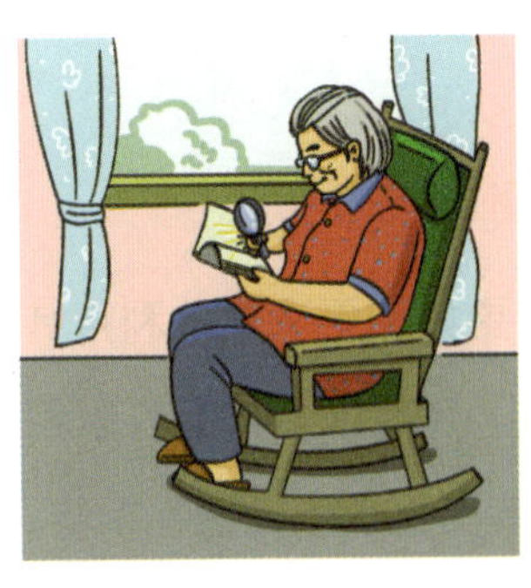

a. 眼镜式助视器：外观与一般眼镜相似，镜片为＋4D 以上的正透镜，最常用的正透镜度数为 8.00 ~ 24.00 屈光度，即放大 2 ~ 6 倍，适用于近视力在 0.02 以上的视障者。放大倍数固定，视野大，不易疲劳。要注意配镜时不是倍数越大越好，可

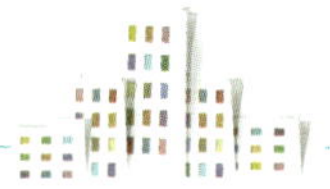

与其他助视器联合使用。

b.手持式放大镜：适用于近视力在0.02以上的视障者。优点是工作距离可以改变，价格便宜，使用方便，适合短时间使用，缺点是需占用一只手。

手持式放大镜分为带光源和不带光源的两种，带光源的放大镜适用于需要较为光亮的阅读环境的视障者。这类放大镜还有直柄式和折叠便携式等。

c.立式放大镜：由于距离是固定的，使用时需要调节。可以解放双手，有些直立式放大镜下部空间较大，可在镜下书写。但体积比较大，携带不方便。

此外还有胸挂式、卡片式、镇纸式等多种放大镜可选择。

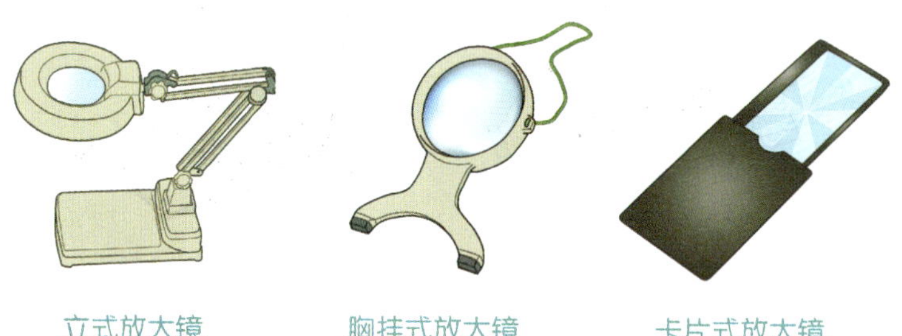

立式放大镜　　胸挂式放大镜　　卡片式放大镜

（2）电子助视器

这类产品是由摄像头和电子屏幕显示器组成的，在放大物体影像的同时，可选择底色，对比度也可以改变，可以控制光线明暗，有高亮条单行显示等，字体的放大倍数可调节，适合双眼同时使用。

①手持式电子助视器：体积小，方便携带，价格相对便宜。但由于视野相对较小，不适合长时间阅读。

②闭路电视助视器：放大倍数高，视野大，可与电脑相连，配合各种软件可以进行电脑操作，放大率可达 40 到 60 倍，放大后的字体无畸变，适合低视力者学习和工作时使用，也适合视力减退的老年人阅读时使用。特别是对于视力低于 0.02 的视障者来说，这是目前帮助他们实现阅读需求的唯一选择。缺点是体积较大、价格较贵。

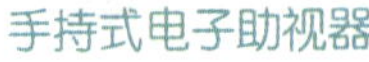
手持式电子助视器

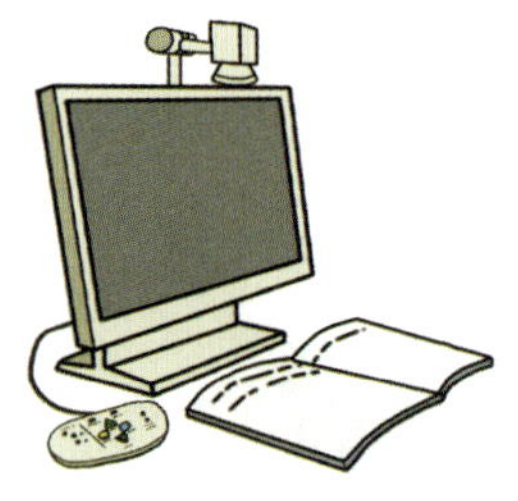

闭路电视助视器

（3）非光学性视觉障碍辅助产品

①盲杖。

盲杖是帮助盲人和低视力者等视觉障碍者行走的辅

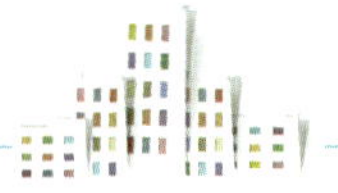

具。使用前，必须经过训练，使盲杖和身体的活动协调一致。

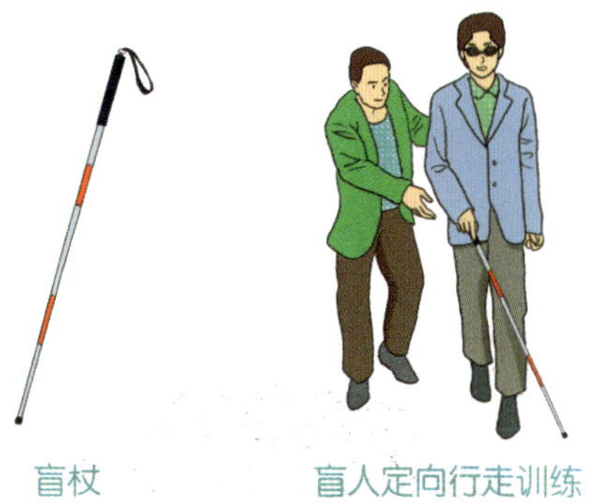

盲杖　　盲人定向行走训练

②盲文点字显示器。

通过 USB 接口与电脑连接后，可以将电脑中储存的文字逐个地用盲文的六个凸点形式显示出来。盲人只需用手触摸阅读面板，就可以轻松阅读电脑中相应的所有文字。

③盲用手机和听书机。

为盲人专门制作的手机不具备显示屏，使用者可以借助语音提示或加装触摸点，完成对键盘的操作。听书机内可预存大量有声读物，还具备录音和收音机等功能。

④各种计算机软件。

帮助低视力者和盲人进行计算机操作的专业软件，有的可以将文字放大，方便低视力者使用电脑，有的具备语音和文字转换功能，方便盲人操作电脑。

21. 怎样选择适合的助听器?

助听器适合具有残余听力的人，首先要由医生诊断并测试听力，以确定助听器的选择范围，传导性聋还需要进行必要的治疗。

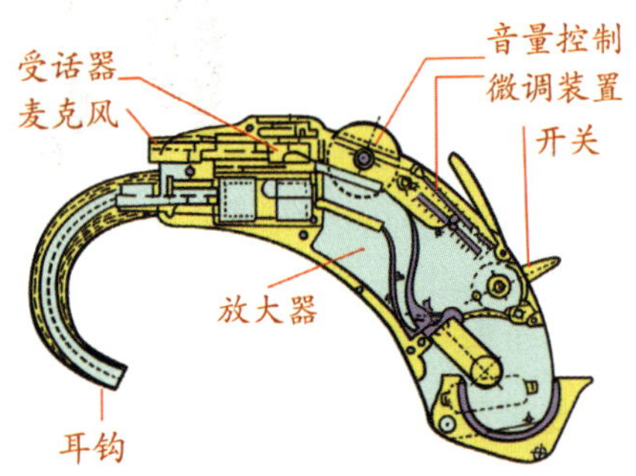

助听器实际上是一个能够对外界声音进行放大和处理的、供个体使用的小型扩音器。尽管它内部的构造很复杂，但从功能上可以精简为麦克风、放大器、耳机和控制装置四个部分。

麦克风把接收到的声信号转变成电信号送入放大器，放大器将此电信号进行放大，再输送至耳机，耳机再将放大后的电信号转换成声信号，从而实现了声音的放大。

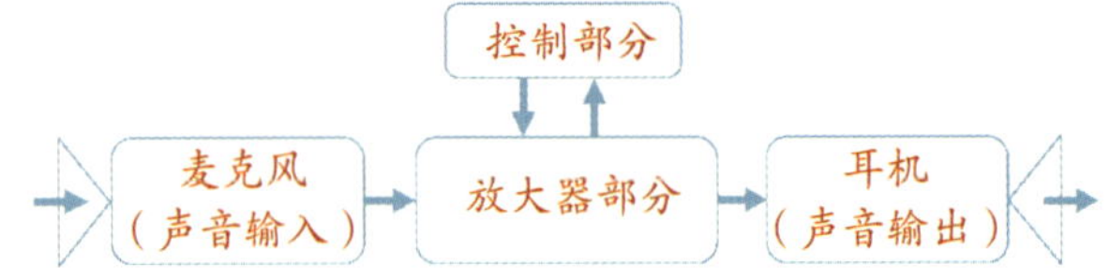

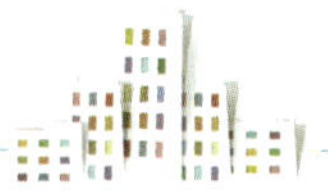

助听器按形状可以分为：盒式、耳背式、耳内式、耳道式、深耳道式等几类。

（1）盒式助听器：也称体佩式助听器，外形似火柴盒，可置于上衣口袋或特制的胸兜内，主机与耳机之间用导线连接。此型助听器的优点是功率大，调整简单，价格也比较低。缺点是噪音较大，体积较大，易于暴露听力缺陷，目前配戴的人已越来越少。

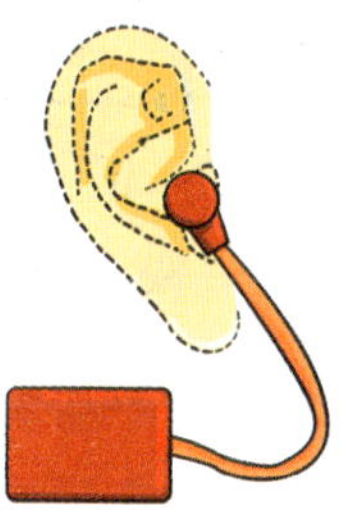

（2）耳背式助听器：这种助听器位置相对隐蔽，声学效果好，可制成各种功率，能满足不同听力损失患者的需求，是目前使用最多并且特别适合儿童使用的助听器。

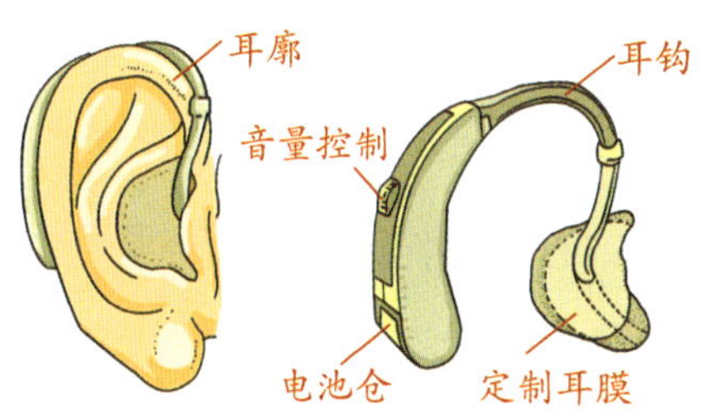

（3）耳内式助听器：按照使用者的耳甲腔、耳甲艇和外耳道的形状制成模型，再将助听器零件装入其中，外形比较小巧，功率也可以做得比较大，适合听力损失较重又不愿意暴露听力缺陷的成年人。

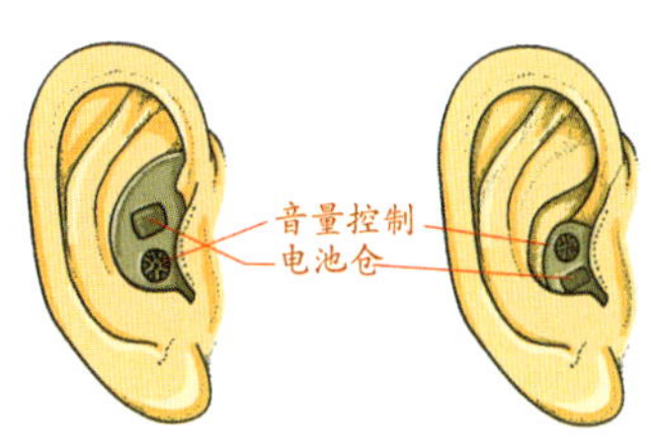

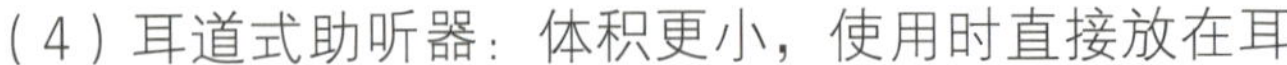

（4）耳道式助听器：体积更小，使用时直接放在耳道内，十分隐蔽并保留了耳廓的集音功能和外耳道的共振作用。但由于体积所限，功率尚不能满足重度以上耳聋患者的需要。由于听力障碍儿童的外耳道还在发育中，定期更换机壳比较麻烦，也不推荐使用。

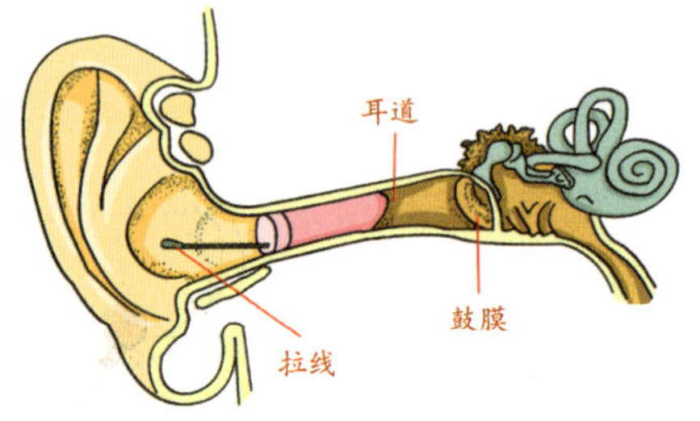

22. 还有哪些产品适合听力障碍者？

（1）助听辅助产品

①无线调频（FM）系统：它的工作原理是：声源经过与麦克风或音响连接的一台调频信号发射器（类似于无线话筒），被一台或多台接收器（或调频助听器）所接收。目前此种助听学语设备多为进口，且种类型号很多，有一对一的调频助听器，也有一对十的调频助听器。在教学环境中，教师身戴发射器，聋儿佩戴接收器，既能收到教师的声音，又能听到自己的声音，在百米调频距离内不影响接收声音的质量，不受聋儿活动的影响，可广泛使用于随班就读、户外教学、电化教学、体育游戏等场景的助听。

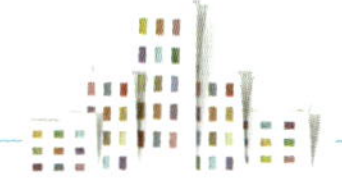

②电磁感应调频线圈助听系统：由调频接收放大器、在室内场所部署的人工磁场线圈和个体助听器三部分组成。工作原理是利用助听器的“T”档，借助预先安置在教室、多功能厅影剧院和家庭等场所的电磁感应助听系统，接收录音机、收音机、VCD机、电视机或演职人员通过麦克风传出的声音。这些声音由于通过电磁波输出，不受环境因素的干扰，不受室内距离的限制，也不受人数的限制，只要佩戴的助听器“T”档接收系统良好，只要身在磁场内，均可同时收听到清楚的声音。此种助听系统让佩戴助听器和人工耳蜗的人士可以不受距离和噪音的影响，收听到优质和清晰的声音。适合给聋儿上音乐律动课和电化教学，也适合安装在影剧院，让佩戴助听器的人享受美妙的音乐。

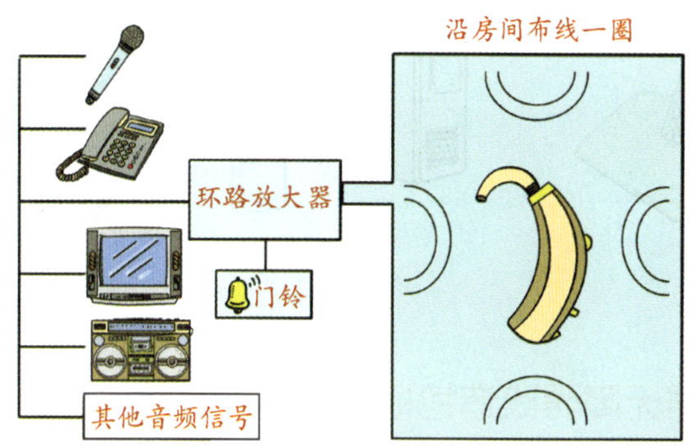

③骨导电话、骨导耳机等：这类采取骨导方式传导声音的设备，除了对部分传导性耳聋患者较为有效之外，另一个优点是传导声音时不易受外界干扰。

（2）听觉代偿辅助产品

①闪光门铃：无线遥控闪光门铃是以闪光的方式提示门外有人在按门铃，适用于听觉障碍者。

②震动闹钟：通过一个与时钟相连的震动器或本身能震动的时钟，以振动方式达到提醒听觉障碍者的目的。

③聋人用可视电话：来电时电话机上会发出闪光，拿起听筒后，显示屏上会出现通话对象的影像，可进行手语交流。可视电话的问世，使聋人远程手语交流得以实现。

④可重复书写的沟通交流板等。

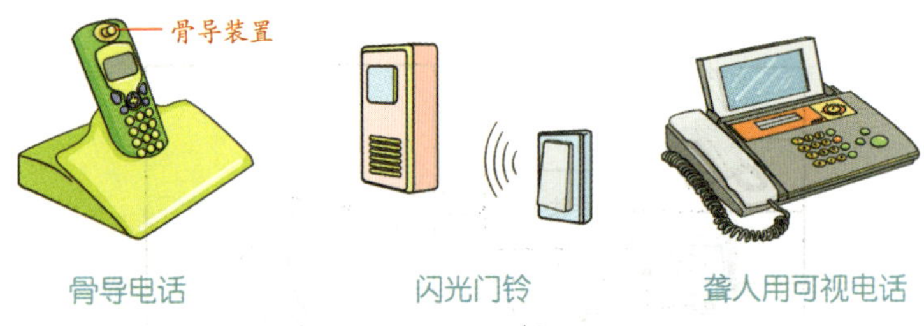

骨导电话　　闪光门铃　　聋人用可视电话

23. 家居无障碍改造包括哪些内容，要注意什么？

肢体、视力、听力和智力障碍者都需要针对居家环境

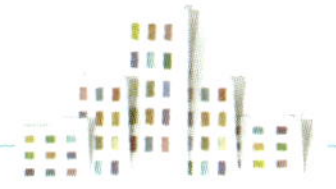

进行适当改造，以确保其在家庭中能够无障碍和安全地生活，重点是卧室、厨房和卫生间。

（1）针对肢体功能障碍的家居改造包括以下几方面。

①为适应乘坐轮椅者出入和活动，一般需要加宽居室门和通道，普通手动轮椅通过门净宽须达到 80 厘米，可躺式轮椅、电动轮椅和移位机则需要大于 90 厘米。

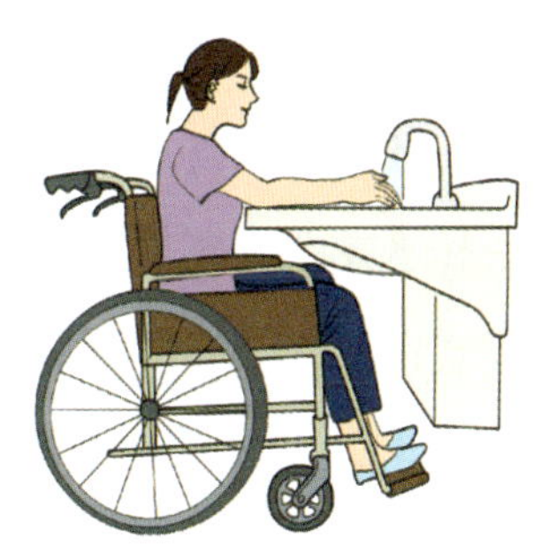

要调整家具的摆放位置，留足空间，以方便轮椅通行。并要调整床的高度，便于使用者从轮椅到床的转移。

注意洗手池下方留足空间，方便轮椅靠近。

消除门槛的高度差。

对于高位截瘫者而言，还需要改造门的开关方式，以方便其自行出入，如采用推拉门或安装电子遥控门等。

②针对平衡能力差、下肢肌力不足、髋膝关节病变者，可在其常活动的地方安装扶手，扶手直径以 3.2 ~ 4.5 厘米为宜，扶手与墙壁距离 5 厘米左右，高度可根据使用者身高调整，一般在 75 ~ 85 厘米。水平安装的扶手适合使用者在站、靠和水平移动时使用；垂直安装的扶手适合使

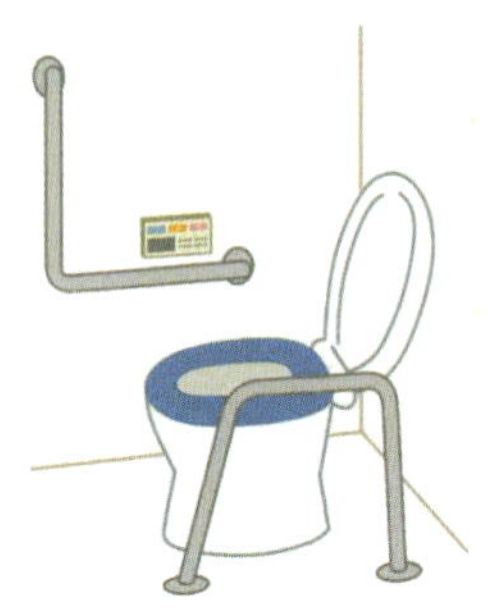

用者身体垂直移动，如从坐到站、跨越台阶时使用；L 型扶手适合使用者同时需要水平和垂直移动时使用，如从坐到站立，从浴缸内到浴缸外等。

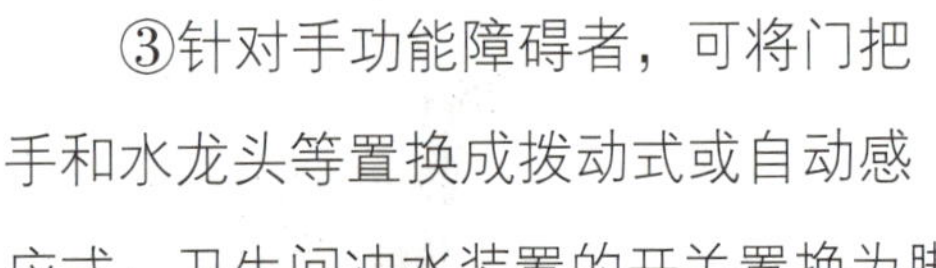

③针对手功能障碍者，可将门把手和水龙头等置换成拨动式或自动感应式；卫生间冲水装置的开关置换为脚踏式等。

（2）针对视力障碍者，需要增加家居颜色的对比度，提高照明度。

（3）针对听力障碍者，可装震动或闪光门铃。

（4）针对智力和精神障碍者，需要注意消除室内家具的锐角，隐藏电器插座等等。

总之，进行家居改造前，也要先对残疾人的障碍状况进行评估，以便更有针对性，防止不适用造成浪费。

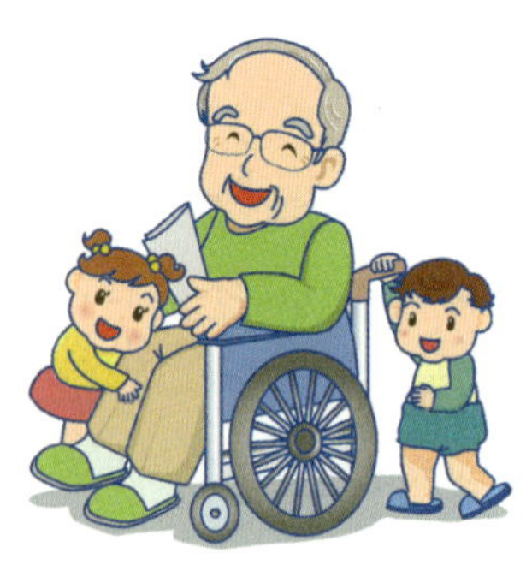